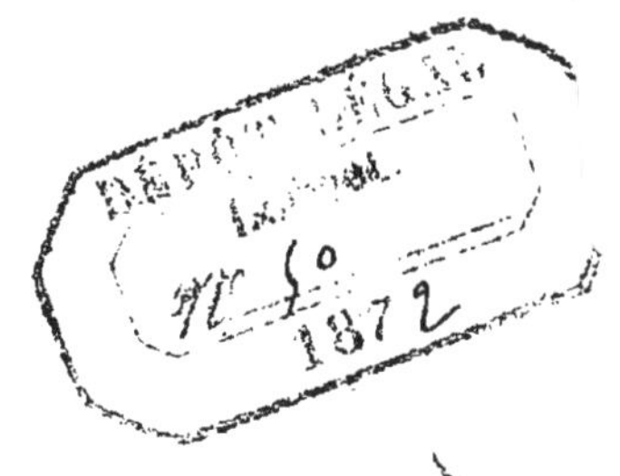

# OBSERVATIONS CLINIQUES

SUR

# L'EUCALYPTUS GLOBULUS

## OUVRAGES DU Dr AD. BRUNEL.

---

**Mémoire sur la fièvre jaune** qui en 1857 a décimé la population de Montevideo, Paris, 1860.

**Observaciones sobre la electricidad localizada.** Montevideo 1860.

**Consideraciones sobre higiene y observationes relativas à la de Montevideo.** Montevideo, 1862.

**Opusculo sobre higiene de los miños.** Montevideo, 1862.

**Biographie d'Aimé Bonpland.** 3e édition. Paris, 1871.

---

Orléans. — Imp. de G. JACOB, cloître Saint-Étienne, 4.

# OBSERVATIONS CLINIQUES

SUR

# L'EUCALYPTUS GLOBULUS

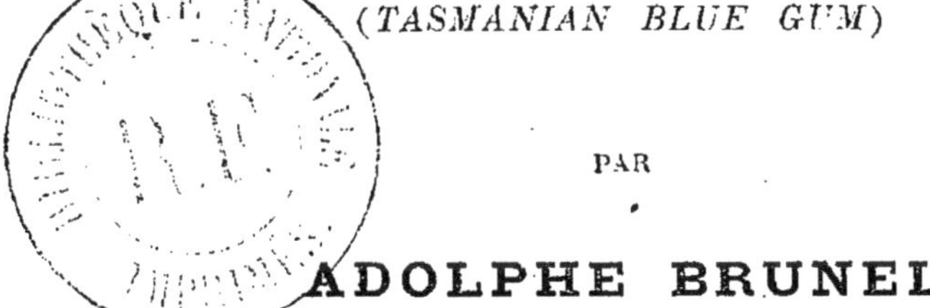

(*TASMANIAN BLUE GUM*)

PAR


## ADOLPHE BRUNEL

DOCTEUR EN MÉDECINE

Ancien chirurgien de la marine française,
Président du tribunal de médecine de Montevideo,
Médecin de l'hôpital de la Charité,
Membre correspondant de l'Académie de Lisbonne,
Chevalier de la Légion-d'Honneur, de l'Ordre du Christ (Brésil)
Et de l'Ordre de N.-D. de la Conception de Villa-Viciosa (Portugal).



PARIS

LIBRAIRIE DE J.-B. BAILLIÈRE ET FILS

19, rue Hautefeuille, 19.

LONDRES
BAILLIÈRE-TINDALL AND COX
King William street, W. City.

MONTEVIDEO
LARTARIA Y Cia
25 Calle de Mayo.

1872

# NOTICE

SUR LE

# DOCTEUR AD. BRUNEL

Au moment où il mettait la dernière main à la Biographie d'Aimé Bonpland, le docteur Brunel a été enlevé par une mort soudaine, et, contre toute prévision, sa notice nécrologique vient servir d'introduction à ses observations sur l'*Eucalyptus,* dernier monument de son intelligente curiosité.

Brunel (Adolphe-Louis) naquit à Hyères, dans le département du Var, le 21 juin 1810. Son père, après lui avoir fait donner les premiers soins intellectuels par un abbé, l'envoya suivre les cours du lycée de Toulon. Préparé par des études sérieuses faites à l'École de médecine navale de Toulon, attaché de très-bonne heure au service médical de la marine française, après une expédition à Lisbonne, il profita d'un voyage en Grèce et d'une longue station dans les îles de l'Archipel pour recueillir des observations médicales qui lui fournirent la matière de la thèse inaugurale pour le doctorat qu'il soutint devant la Faculté de médecine de Montpellier, le 25 juin 1838.

Nommé alors chirurgien de deuxième classe, il fit dans l'Amérique méridionale un premier voyage, dont le fruit principal fut un mémoire présenté à l'Académie de médecine de Paris, sur la topographie médicale du Rio de la Plata.

Avec le titre de chirurgien-major, Ad. Brunel s'embarqua en 1840 sur la corvette *la Perle,* et assista au blocus de Buenos-Ayres. En 1842, fatigué du service et séduit par la beauté du climat, il donna sa démission et se fixa à Montevideo, pour y exercer l'art médical.

Les services distingués rendus par son savoir et par son activité lui valurent en 1842 le titre de professeur à l'Académie de médecine de Montevideo, et grâce à la considération qu'il mérita, il put, en 1850, s'allier à une des familles les plus distinguées du pays, par un mariage avec Josepha-Maria-Luisa de Solsona.

De cette époque datent les principales publications du docteur Brunel : son *Mémoire sur la fièvre jaune*, de 1857, était le résultat d'observations faites dans l'exercice des fonctions de médecin à l'hôpital de la Charité, avec un zèle et un dévoûment qui furent récompensés par le titre de président de la junte de médecine de Montevideo, par le grade de chevalier de la Légion-d'Honneur, par la croix de l'ordre du Christ du Brésil, et enfin par une médaille d'or décernée par la Société de bienfaisance de Montevideo (Uruguay).

Aussi familiarisé avec la langue espagnole qu'avec la langue française, le docteur Brunel adressa aux Hispano-Américains ses Observations *sur l'électricité localisée,* ses Considérations : 1o *sur l'hygiène propre au climat de Montevideo ;* 2o *sur les soins à donner aux enfants.*

Après trente ans d'absence, il était venu revoir la France et sa famille ; il avait voulu se rattacher à la patrie en faisant élever ses fils dans un lycée de Paris ; enfin, avec une activité infatigable, il préparait un mémoire important pour l'Académie de médecine de Paris, quand la mort est venue le surprendre.

Le dimanche 29 octobre 1871, pendant qu'il guidait sa famille dans une visite au musée du Louvre, il a été foudroyé par la rupture d'un anévrisme au cœur.

Le docteur Brunel laisse d'intéressants matériaux qu'il se proposait d'employer pour une histoire complète des provinces de la Plata.

Son dernier travail a été un témoignage de pieuse reconnaissance dont la postérité le récompensera : l'étude sérieuse et complète de la vie et des travaux de Bonpland attachera pour jamais le nom du docteur Brunel à celui de l'illustre compagnon d'Alex. de Humboldt.

Il rédigeait, pour les soumettre au jugement de l'Académie de médecine de Paris, ses *Observations cliniques sur l'Eucalyptus,* dont les dernières lignes ont été écrites la veille même de sa mort. Il s'estimait heureux de signaler par ce service son retour en France, et sa famille se fait un devoir d'accomplir son dernier vœu par cette publication posthume.

---

# INTRODUCTION

---

Ayant lu dans la *Revue agricole* de l'année 1867 que quelques paysans de la province de Valence (Espagne) avaient dépouillé de ses feuilles l'*Eucalyptus globulus*, pour s'en servir dans les fièvres, je crus devoir essayer l'emploi de ce remède, que je n'avais vu recommandé par aucun médecin dans le traitement des fièvres intermittentes.

Je me mis à l'œuvre dans la salle de médecine de l'hôpital de Montevideo que je dirigeais alors. Les résultats que j'obtins me parurent tellement satisfaisants, que je me fis un devoir de les porter à la connaissance de mes confrères ; je préconisai donc le nouveau végétal pour la thérapeutique médicale dans les journaux de Montevideo de l'année 1869.

Après l'insertion d'un grand nombre d'observations à ce sujet, des malades atteints de fièvres intermittentes m'arrivèrent des côtes du Brésil, du Paraguay et de la partie occidentale de l'Afrique. En même temps, je reçus plusieurs lettres de mes confrères de la Confédération Argentine, du Brésil, qui me demandaient des feuilles de l'*Eucalyptus*.

J'en expédiai une grande quantité, surtout à l'armée brésilienne et orientale, qui avait envahi le Paraguay.

Parti de Montevideo à la fin de l'année 1870, j'ai été retenu à Lisbonne par les déplorables événements qui ont attristé le monde entier, et aujourd'hui, désireux de faire profiter mon pays de mes études et de mes observations cliniques, je m'empresse de signaler aux savants les effets sérieux d'une médication essayée pendant plusieurs années dans l'hôpital que je dirigeais. On verra dans cet opuscule le résultat de mes recherches appuyé sur l'observation quotidienne de chaque malade.

J'ai cru devoir profiter de cette occasion pour rappeler les mérites divers de cet arbre précieux, qu'un Français, Labillardière, a le premier reconnu et décrit en 1792, dont un Français, M. P. Ramel, a le premier doté l'Europe en 1856.

---

## OBSERVATIONS CLINIQUES

SUR

# L'EUCALYPTUS

---

## I

### Étude sur l'Eucalyptus globulus.

L'EUCALYPTUS GLOBULUS (*Tasmanian blue gum*), de la famille des Myrtacées, semble originaire de la terre Van Dyemen ou Tasmanie.

Il a été très-soigneusement décrit par M. le docteur Ferdinand Mueller, directeur du jardin botanique de Melbourne, dans ses *Fragmenta phytographiæ Australiæ*, cap. XII (*Myrticæ*).

Ce géant des forêts australiennes, remarquable par sa hauteur, sa beauté et sa solidité, peut se développer également bien dans les pays tempérés de l'Europe. Tous les terrains lui conviennent, depuis les vallées humides de la côte jusqu'aux cimes pierreuses les plus élevées. Dans les terrains frais, il croît plus promptement ; aussi, c'est surtout aux environs des lagunes, dans les mêmes localités qui sont infectées de fièvres intermittentes, que l'on doit le planter, pour mettre le remède à côté du mal.

Le mérite principal qui distingue cet arbre, c'est son utilité multiple. La rapidité vraiment prodigieuse de sa croissance le rend avantageux dans les contrées qui manquent de bois et par conséquent d'abri ; elle ne l'empêche pas d'être un des bois les plus durs, les plus lourds et les plus résistants à l'eau, à l'air et aux insectes.

Enfin, à tous ces avantages, il faut ajouter les émanations salutaires de ses feuilles, très-favorables à la santé, et qui se recommmandent pour leur utilité aux localités où les influences paludéennes ont besoin d'être combattues.

Malgré la grande étendue des marais qui couvrent l'Australie, on n'y rencontre guère de fièvres. M. P. Ramel attribue cette innocuité des miasmes paludéens à l'immense quantité d'*Eucalyptus* qui couvrent le continent austral (1).

Depuis l'année 1856 que M. P. Ramel a doté l'ancien continent de ce précieux végétal, il a consacré toute son activité à la propagation de l'*Eucalyptus ;* aussi le rencontre-t-on maintenant en Europe, en Afrique, en Amérique, en Asie, par tout le globe (2). Il se trouve en abondance aux environs de Montevideo, où je m'en suis servi pour mes expériences. Je l'ai rencontré à Lisbonne, en Espagne, à Hyères, à Toulon, où il atteint jusqu'à 20 mètres de hauteur.

Ce végétal s'est acclimaté parfaitement en Algérie ; les plantations y prennent un grand développement ; son acclimatation sur les bords de la Méditerranée est aujourd'hui un fait assuré.

Jusqu'à présent, il n'a pu résister aux rigueurs du froid sous le climat de Paris, bien que des essais faits avec soin en 1861, dans les cultures de la ville de Paris, aient amené de

(1) P. Ramel, *Bulletin de la Société d'acclimatation*, sept. 1869.

(2) Voir *Bulletin de la Société d'acclimatation*, septembre et octobre 1871, p. 472, Rapport de M. Raveret-Watel. — Voir *Revue maritime et coloniale,* décembre 1868.

jeunes sujets à des proportions incroyables, l'un d'eux étant parvenu en quatre mois à la taille de 4 mètres 50 centimètres (1).

A peine pouvons-nous imaginer l'usage que l'on fait en Australie du bois de cet arbre. On s'en sert pour la construction des navires, des bateaux à vapeur, pour les traverses des chemins de fer. Les travaux maritimes, digues, jetées, quais, qui ont été exécutés dans le Yarra-Yarra et dans Hobson's-bay, le port maritime de Melbourne, ont été exécutés avec les bois de l'*Eucalyptus* de la Tasmanie (2).

Quant aux propriétés thérapeutiques de cette plante, elles ne sont pas moins remarquables.

En Australie, les indigènes et les jeunes Anglaises qui, pendant leurs longs et pénibles voyages, ont souffert d'affections pulmonaires se trouvent soulagés en respirant l'air embaumé de ce bienfaisant végétal (3). Mais où les effets de l'*Eucalyptus* ont été vraiment merveilleux, c'est en Espagne, pour le traitement des fièvres intermittentes dans les provinces de Séville, de Cordova et de Valence, où les fièvres sont endémiques.

Voici la copie de la lettre adressée à M. P. Ramel par un de ses amis de Valence, et dont la lecture dans la *Revue agricole* a éveillé mon attention et provoqué mes recherches :

« Mon cher ami,

« J'ai peu de nouvelles à vous communiquer ; mais je vous parlerai d'une seule qui est très-importante : c'est le succès que vient d'avoir votre arbre chéri, l'*Eucalyptus*, en Espagne et principalement dans les provinces de Cadix, de Cordova, de Séville.

(1) André, *Eucalyptus globulus*.

(2) Voir *Revue maritime et coloniale*, décembre 1868.

(3) Dr Miergues, de Boufarike. *La Science pour tous*, 15 janvier 1870.

« Je ne vous parlerai pas seulement de son développement extraordinaire ; mais je vous dirai que quatre feuilles de votre végétal, mises en infusion, constituent un fébrifuge excellent. Les malades, dès qu'ils sont atteints de la fièvre, s'empressent d'aller à la recherche de ces feuilles, et il ne s'est pas présenté un seul essai qui n'ait été couronné de succès. Vous savez qu'il n'en est pas de même pour le quinquina ; non seulement il manque parfois son effet, mais après une apparente guérison l'on voit revenir la fièvre.

« C'est au jardin public, à Cordova, que se trouve l'*Eucalyptus*, et pour en obtenir quelques feuilles, il faut la permission du maire. Quelques-uns de mes amis d'Aranjuez me disent que les habitants de cette ville ont dépouillé un de ces arbres de telle manière, qu'il s'est desséché : tel est l'enthousiasme pour votre protégé. Je m'empresse de vous donner ces nouvelles, pour que vous puissiez les porter à la connaissance de la Société d'acclimatation. »

La lecture de cette lettre appelle et provoque l'attention du penseur, et c'est un devoir d'observer ce précieux végétal, qui semble un des dons les plus merveilleux de la Providence.

Mais les observations que nous avons lues dans la lettre de Valence sont insuffisantes pour que l'*Eucalyptus* obtienne un triomphe complet. Pour qu'il pût entrer dans la thérapeutique, et que le monde scientifique crût à ses bons effets, il fallait le soumettre à une application raisonnée, à des observations suivies. C'est ce que j'ai tenté de faire avec méthode et persévérance.

Si dans la salle de médecine de l'hôpital de la Charité de Montevideo je ne me fusse livré à des observations quotidiennes ; si je n'avais étudié l'application de l'*Eucalyptus* au traitement des fièvres intermittentes ; si je n'avais écrit l'histoire clinique de mes malades au chevet même de leur lit ; si je n'avais constaté l'exactitude des brillants résultats que j'obtenais, j'aurais hésité à livrer mes appréciations au jugement du public ; mais telle est l'éloquence des faits, que je croirais manquer à un devoir si, après ce que j'ai observé dans ma pratique, je ne publiais ces observations; elles pourront être mises à profit et fournir l'occasion de nouvelles expériences qui enrichiront la thérapeutique. La France me semble sur cette question bien en retard sur le reste de l'Europe, puisque l'emploi de l'*Eucalyptus* comme fébrifuge est déjà répandu en Espagne, en Autriche et dans les provinces roumaines du Danube.

Cependant, si l'*Eucalyptus* est appelé à remplacer le quinquina dans le traitement des fièvres intermittentes, il est facile de calculer quel bienfait ce sera pour les pauvres, qui sont le plus généralement atteints des fièvres paludéennes. Je sais moi-même combien j'ai fait réaliser d'économies au gouvernement oriental par l'emploi de l'*Eucalyptus* à l'hôpital de la Charité, pendant les années 1868, 1869 et 1870.

Personne n'ignore à combien de fraudes est exposé le commerce de la quinine, quelles quantités énormes en sont consommées dans les hôpitaux et dans toutes les pharmacies.

Telles sont les considérations qui imposent aux gouvernements, aux académies, aux commissions d'agriculture l'obligation de favoriser la propagation d'un végétal qui se présente à la médecine avec des propriétés d'une telle valeur pour l'humanité. J'appellerai plus particulièrement l'attention sérieuse de médecins qui pratiquent dans les grands centres de population, de ceux qui sont employés au service des armées, leur recommandant de chercher quels seront ses effets dans l'empoisonnement miasmatique, dans l'anémie, dans la cachexie paludéenne et autres cas semblables.

## II

### Analyses chimiques et mode d'emploi de l'Eucalyptus.

Avant de faire entrer les infusions d'*Eucalyptus* dans ma pratique médicale, je demandai une analyse chimique très-attentive de cette plante à un chimiste très-habile de Montevideo, et il n'est pas sans intérêt de rapprocher les résultats qu'il a obtenus de ceux auxquels sont arrivés à Paris M. le professeur Cloez, et en Corse MM. les professeurs Vauquelin et Luciani.

Voici la lettre que m'a écrite M. Camille Weber, quand il m'a remis les substances obtenues par l'analyse :

« Montevideo, 20 septembre 1868.

« MONSIEUR LE DOCTEUR BRUNEL (1),

« A l'appui des expériences que vous avez faites et publiées sur les feuilles de l'*Eucalyptus globulus*, plante de la famille des Myrtacées, très-répandue dans ce pays, j'ai fait une analyse de ces feuilles, que je vais vous exposer brièvement. Je continue mon travail pour pouvoir obtenir un résultat plus complet, et dès qu'il sera achevé, je vous en ferai part.

« L'odeur forte et aromatique de ces feuilles fait aussitôt reconnaître qu'elles contiennent une essence volatile ; aussi j'ai cherché à la séparer en faisant passer 10 kilogrammes de feuilles par huit distillations successives, et j'ai obtenu, après la rectification par le chlorure de chaux, 250 grammes d'essence d'un poids spécifique de

(1) Traduit de l'espagnol.

0,968 à la température de 90 degrés, d'une couleur jaune clair, entièrement volatile, d'une saveur et d'une odeur semblables à celles d'une essence de cajeput forte et piquante ; elle n'attaque pas le papier de tournesol et dissout l'iode sans explosion ; elle a une couleur obscure et semblable à la teinture d'iode.

« Traitée avec partie égale d'acide azoïque, l'essence présente une couleur noirâtre et ne perd pas son odeur. Ce mélange une fois chauffé, l'acide nitrique s'en sépare ; l'essence se décompose avec explosion et donne pour résidus une résine blanche ayant une forte odeur.

« Traité par l'acide sulfurique concentré, ce mélange produit une forte chaleur et devient d'une couleur jaune orange ; en même temps il se dégage du gaz acide sulfureux, et il se forme peu à peu une espèce de baume noir châtaigne.

« En y ajoutant parties égales d'acide chlorhydrique, l'acide s'en sépare ; il acquiert une couleur améthyste, et tout le mélange s'échauffe. L'essence reparaît avec une teinte verte ; il s'en dégage un gaz fort piquant et l'essence de l'*Eucalyptus*.

« L'ammoniaque n'a aucune action sur cette essence ; il en est de même du prussiate de potasse.

« Le sublimé corrosif est dissous facilement, sans changer de couleur et sans décomposition du sel mercuriel.

« Cette essence se dissout bien dans l'éther et dans l'alcool.

« Quand on la laisse en digestion avec l'oxide de cuivre, celui-ci se dissout dans l'essence et lui fait prendre une belle couleur verte.

« Les feuilles privées de leur essence ont été traitées par l'eau bouillante jusqu'à leur enlever leur goût amer. Les liquides ont été évaporés jusqu'à présenter la consistance d'extrait.

« Je traitai cet extrait avec deux parties d'éther ; alors il prit la couleur jaune ; il était d'un goût très-amer.

« Après avoir séparé le liquide éthéré du précipité gommeux et sucré, je distillai l'éther, et le résidu concentré et évaporé à l'air libre m'a donné, après quelques jours, des cristaux en forme d'aiguilles blanches, mêlées à une matière incristallisable, résineuse ; les deux matières avec réaction acide. Pour séparer les cristaux de la partie résineuse, j'employai l'eau froide ; les cristaux furent dissous avec une petite partie de matière colorante.

« Le liquide, pendant ces diverses opérations, a conservé une odeur forte, narcotique.

« La résine séparée du liquide est acide, d'un goût amer, d'une couleur jaune ; en digestion avec l'oxide de plomb, elle précipite la plus grande partie de la matière colorante.

« La solution aqueuse fut ensuite séparée du principe amer par le moyen de la filtration et évaporée au bain-marie.

« Pendant l'évaporation, il se fit un précipité d'un blancjaunâtre, lequel, séparé une autre fois par filtration, fut reconnu pour une combinaison de l'oxide de plomb avec un acide organique.

« Cet acide, avec l'oxide de fer, ne produit pas la réaction du tannin ; je crois donc que c'est un acide propre de l'*Eucalyptus* qui a formé un *Eucalyptat de plomb*, lequel est soluble dans une plus grande quantité d'eau.

« Plus tard, quand j'aurai un plus grand nombre de feuilles de l'arbre, j'étudierai plus minutieusement ce corps.

« Le liquide séparé de l'Eucalyptat de plomb, soumis à l'évaporation, m'a donné une masse jaunâtre, laquelle, après quelques jours, s'est présentée en masse cristalline, soluble dans l'éther, l'alcool, et en partie dans l'eau, d'un goût très-amer, de réaction neutre.

« Cette masse, dissoute dans des acides et neutralisée par un alcalin, ne donne aucun précipité ; elle ne neutralise pas les acides, de sorte que de toutes ces réactions, je conclus que cette subtance est un précipité actif, amer, neutre, comme ceux que nous rencontrons dans l'absinthe, dans la germandrée, etc.

« Ces cristaux, traités par l'acide sulfurique, prennent une couleur rouge ; jaune, avec l'acide nitrique ; jaune clair, avec l'acide chlorhydrique ; vert obscur, avec l'ammoniaque. Brûlés sur une lame de platine, ils s'enflamment et laissent un charbon luisant.

« Tels sont mes travaux sur cette intéressante plante, qui peut devenir d'une grande importance pour la médecine.

« Il me reste encore à obtenir et à étudier l'acide et le principe amer dans leur état de pureté.

« Camille WEBER,
« Pharmacien-chimiste. »

L'étude de M. Cloez, du Muséum de Paris, a été faite à un point de vue tout physiologique, et par suite elle présente un intérêt plus particulier pour la pratique médicale ; j'en fais donc des extraits importants (1) :

« Un voyageur auquel la science est redevable d'un grand nombre d'observations importantes, M. P. Ramel, a introduit en France l'espèce d'*Eucalyptus* désignée par les botanistes sous le nom d'*E. globulus*.

« Ce végétal a des feuilles épaisses et résistantes ; leur parenchyme présente une quantité de petites vésicules transparentes, contenant une huile essentielle, volatile, d'une odeur aromatique fort agréable.

« En plaçant une certaine quantité de feuilles sèches dans la cucurbite d'un alambic à double fond, et la soumettant à la distillation dans un courant de vapeur d'eau, on obtient environ 2 p. % d'huile essentielle incolore, plus légère que l'eau.

« Cette essence possède au plus haut degré l'odeur de la plante ; l'eau chargée d'une petite quantité d'huile essentielle a une saveur fraîche, amère et camphrée assez agréable. On peut l'avaler impunément; elle ne renferme aucun principe toxique : l'essence elle-même a été administrée à la dose de dix gouttes à un chien de forte taille, sans occasionner le moindre accident.

« Je me suis principalement attaché, dans cet examen des feuilles, à constater les effets physiologiques des produits complexes qui ont été extraits de ces feuilles par l'eau, l'alcool et l'éther. J'ai examiné, en outre, la nature du liquide fourni par la combustion de ces feuilles dans une pipe.

« Le traitement des feuilles par l'eau chaude produit une infusion faiblement colorée, d'une saveur amère, astringente, d'une odeur forte, due à l'essence mise en liberté par l'élévation de la température et la rupture des cellules.

« La liqueur précipite en noir les persels de fer ; elle trouble la dissolution de gélatine ; elle contient par conséquent du tannin.

« Soumise à l'évaporation, elle laisse un extrait brunâtre qui a été essayé sur un chien de petite taille, à la dose de deux grammes. L'animal n'a éprouvé aucun accident ; mais son appétit a augmenté

(1) *Bulletin de la Société d'acclimatation,* sept. 1868. — Académie des sciences, séance du 28 mars 1870.

d'une manière remarquable, effet facile à comprendre par l'action excitante du produit ingéré.

« Une portion de l'extrait aqueux a été détruite par incinération; on a trouvé dans le résidu une certaine quantité de sels de potasse avec des traces de sels calcaires.

« Après le traitement par l'eau, on a fait avec l'alcool les mêmes essais sur une autre portion de feuilles. La solution se trouble par l'eau ; elle contient de l'essence, de la résine; du tannin, et par l'évaporation au bain-marie, elle a laissé un extrait brunâtre, en partie soluble dans l'eau. Deux grammes de cet extrait, donnés de force à un jeune chien, ont produit à peu près les mêmes effets que l'extrait aqueux : pas d'accident manifeste, seulement une excitation passagère qui empêche l'animal de rester en place.

« L'éther sulfurique a servi, comme l'eau et l'alcool, à préparer un produit extractif dont l'action a été également essayée sur un chien, et de plus sur un lapin : il n'y a pas eu d'effet nuisible, pas plus que dans les cas précédents.

« En vue de l'usage spécial pour lequel M. P. Ramel propose ses feuilles, j'en ai fait brûler lentement une quantité dans une pipe de tôle communiquant au moyen de tubes de verre et de caoutchouc avec un aspirateur rempli d'eau; l'appareil est disposé de telle sorte que la fumée est obligée de traverser plusieurs flacons où elle abandonne les produits pyrogénés condensables qu'elle entraîne.

« On recueille après l'opération une quantité assez forte d'un liquide aqueux, brunâtre, avec quelques gouttelettes huileuses et goudronneuses. Le liquide aqueux est faiblement alcalin ; il n'exerce aucune action nuisible sur l'économie. Quant au produit goudronneux, il ressemble à tous ceux qu'on obtient par l'action de la chaleur sur les plantes : à la dose de cinq décigrammes, il a été sans action sur un chien de taille moyenne.

« Après avoir essayé sur les animaux les produits volatiles et goudronneux fournis par ces feuilles et avoir constate leur complète innocuité, j'ai pu sans crainte fumer ces feuilles, soit dans une pipe ordinaire, soit sous la forme de cigares ou de cigarettes.

« La fumée produite dans ces trois modes de combustion possède les mêmes propriétés : elle exerce sur l'économie une action inverse de celle du tabac, c'est-à-dire qu'elle est plutôt excitante que narcotique. On s'y habitue d'ailleurs très-rapidement, et en général, elle finit par paraître agréable.

« Quand ces feuilles sont saines et qu'elles ont été desséchées avec soin, elles brûlent facilement; si la combustion est complète, la cendre est tout à fait blanche. Cette cendre est assez abondante; elle s'élève au dixième du poids de la feuille; elle est formée en grande partie de sels calcaires, avec une petite quantité de sels alcalins.

« Il résulte en résumé de mes expériences que les feuilles de l'*Eucalyptus globulus* ne contiennent aucun principe toxique pour les animaux. On peut les brûler et en respirer par la bouche la fumée, sans éprouver aucun accident. »

Il convient d'ajouter qu'en rectifiant cette huile essentielle, M. Cloez a obtenu un liquide très-fluide, incolore, bouillant regulièrement à 175 degrés; le savant professeur le désigne sous le nom d'*Eucalyptol* et donne les indications suivantes :

« Aspiré par la bouche à l'état de vapeur en mélange avec l'air, l'Eucalyptol a une saveur fraîche, agréable; il se dissout complètement dans l'alcool; cette solution très-déliée possède uue odeur analogue à celle de la rose. »

Déjà, vers la fin de l'année 1868, sur la prière du docteur Régulus Carlotti, M. le principal Vauquelin et M. le professeur Luciani, d'Ajaccio, avaient analysé l'*Eucalyptus* et étaient parvenus à des résultats bien remarquables; ils avaient obtenu un résidu offrant les caractères suivants : « saveur amère assez franche et aspect noirâtre rappelant l'un et l'autre ceux de la quinine mêlée de résine de quinquina. Ce résidu, traité par l'acide sulfurique, donna des cristaux affectant une disposition analogue à ceux du sulfate de quinine. »

Les chimistes ont trouvé que la proportion d'essence varie suivant les pays où l'*Eucalyptus* a été planté, et aussi suivant que l'on opère sur les feuilles fraîches ou sèches. Ainsi M. Cloez dit dans son étude chimique de l'Eucalyptol que 10 kilog. de feuilles fraîches enlevées à des tiges atteintes par le froid, à Paris, à la fin de l'année 1867, ont fourni par la distillation avec l'eau 275 grammes d'essence, soit 2,75 p. °/₀.

Dans une autre expérience, 8 kilogrammes de feuilles à demi-sèches, récoltées depuis un mois, à Hyères, ont produit 480 grammes d'essence, c'est-à-dire plus de 6 p. °/₀.

« Ce résultat assez remarquable prouve que l'essence emprisonnée dans les cellules des feuilles ne se volatilise que lentement (1). »

La quantité d'huile qui existe dans les feuilles de l'*Eucalyptus globulus*, suivant les climats où il a été planté, peut faire croire à la variété des autres éléments contenus dans ce végétal. Cette observation doit fixer l'attention des praticiens pour son emploi en thérapeutique. L'analyse chimique de cette plante devra être faite avant de la mettre en usage, pour savoir la proportion des principes qu'elle contient suivant les régions où elle a été plantée.

En médecine, on peut employer l'*Eucalyptus globulus* de neuf différentes manières, qui sont : 1° sirop ; 2° cigares ; 3° pipes ; 4° infusion ; 5° teinture ; 6° huile essentielle ; 7° extrait en pilules ; 8° eucalyptine en pilules ; 9° eucalyptol en capsules.

J'administre à mes malades l'*Eucalyptus* en infusion édulcorée avec du sirop de sucre. Chaque dose est de 8 grammes de feuilles dans une infusion de 120 grammes d'eau bouillante, matin et soir ; on peut aussi augmenter la dose suivant l'intensité de la fièvre. Ce médicament est pris sans répugnance; et même après un long usage, il n'excite jamais de dégoût ; on ne trouve donc aucune difficulté dans ce mode d'administration.

Quand j'administre l'Eucalyptine, c'est un grain pour chaque pillule que je donne aux malades.

(1) Étude chimique de l'Eucalyptol, par M. S. Cloez, du Muséum.

L'*Eucalyptus globulus*, donné de cette manière, ne détermine aucun accident, aucune congestion, en particulier aucun trouble nerveux, comme le fait si facilement le sulfate de quinine.

Le sirop d'*Eucalyptus* est déjà très-répandu ; les uns le prennent dans des affections nerveuses, d'autres par goût.

Ce serait un grand bien pour l'humanité, qui s'empoisonne par la nicotine, si l'on pouvait remplacer les cigares et les pipes de tabac par des cigares et des pipes d'*Eucalyptus*. M. P. Ramel m'a fait essayer des cigares qui se fument parfaitement.

## III

### Observations cliniques.

Voici la série de mes principales observations cliniques faites à l'hospice de la Charité de Montevideo, dans la salle de médecine (Larranaga) ; elles se rapportent à l'administration de l'*Eucalyptus* dans les fièvres intermittentes :

*Première observation.* — Don Miguel Beuzo, Italien, âgé de vingt-sept ans, cultivateur. Il eut la fièvre qui commença le 1er avril avec diarrhée ; huit jours après, la diarrhée fut coupée, mais la fièvre continua de cinq à sept heures du soir.

Il entra à l'hôpital le 18 du même mois, très-faible et sans avoir suivi aucun traitement. Le 19, il prit l'infusion de l'*Eucalyptus* ; il continua pendant quatre jours, et la fièvre disparut complètement. Le 25, on suspendit l'administration du médicament, ne le croyant plus nécessaire.

*Deuxième observation.* — Angel Barrofi, Italien, maçon. Il travaillait à la ville Union ; il entra à l'hôpital le 7 avril ; il avait eu pendant quinze jours la fièvre quotidienne, laquelle durait quatre heures. Quand il entra à l'hôpital, il était très-faible et n'avait fait aucun traitement; le 9, il prit l'infusion de l'*Eucalyptus*; le 10, la fièvre diminua; il continua le médicament le 11 et le 12; le 13, la fièvre le quitta. Il sortit le 17 de l'hôpital, complètement guéri.

*Troisième observation.* — Jean Barsolas, charpentier, âgé de trente-deux ans. Il eut la fièvre à Montevideo. Il entra à l'hôpital le 5 avril; il avait déjà depuis quinze jours la fièvre quotidienne; elle lui durait quatre heures. Il n'avait fait aucun traitement avant son entrée à l'hôpital; le 7, il prit l'infusion de l'*Eucalyptus*; il continua le 8 et le 9; pendant ces deux jours il n'eut pas d'accès; le 10, la fièvre reparut moins intense; le 11, le 12, le 13, elle ne reparut pas; le 14, la fièvre revint après une indigestion; le 15, la fièvre disparut; les 16, 17 et 18, il continua toujours la médication et n'eut la fièvre qu'une demi-heure; le 19 et le 20, il eut un léger accès; le 21, la fièvre se suspendit; il continua à prendre les feuilles de l'*Eucalyptus* les 22, 23, 24; je suspendis le médicament le 25; il sortit de l'hôpital le 29, guéri.

*Quatrième observation.* — Joseph Galeano, Italien, âgé de vingt-sept ans, cultivateur. Il entra à l'hôpital le 11 avril; il y avait déjà un mois qu'il était atteint de la fièvre quotidienne; elle lui durait toute la nuit: frisson et chaleur; il n'avait fait aucun traitement; il était dans un état de faiblesse extrême.

Le 13, il prit l'infusion d'*Eucalyptus* et n'eut pas de fièvre; il continua le 14 et le 15; ce jour, l'accès ne dura qu'une heure sans frisson; il continua à prendre le médicament le 16 et le 17; ce jour, l'accès vint de onze heures à six heures du soir; le 18, la fièvre ne dura qu'une heure. Du 19 au 24, il continua à prendre le médicament, malgré la suspension de la fièvre. Le 25, il eut la fièvre de trois à cinq heures du soir. Depuis, la fièvre ne reparut plus; j'ai continué le traitement les 26, 27, 28, et le 29 l'infusion de l'*Eucalyptus*; il sortit guéri le 31.

*Cinquième observation.* — Pablo Cochino, âgé de trente-quatre ans, cultivateur. Il tomba malade le 1er avril, avec la fièvre intermittente; il entra à l'hôpital le 15; la fièvre lui venait tous les jours sans heures fixes; il n'avait fait aucun traitement. A partir du 15 jusqu'au 20, je l'observai: la fièvre lui venait irrégulièrement. Il avait pris tous les jours l'infusion; le 21, la fièvre fut suspendue, et le 24 il demanda à sortir de l'hôpital.

*Sixième observation.* — Basilio Prarisi, âgé de vingt-sept ans, cultivateur. Il avait la fièvre tous les deux jours depuis sept jours, quand il entra le 28 avril; le froid et la chaleur de six à sept heures; il n'avait fait aucun traitement avant son entrée à l'hôpital. Le 29, il commença à prendre l'infusion; la fièvre dura le 30 et le 1er mai; il continua à prendre l'infusion le 2 et le 3 jusqu'au 5, et la fièvre ne reparut plus.

*Septième observation.* — Juaquin de Almeira Rego, Brésilien, entra à l'hôpital le 6 mai; il avait habité auparavant au Paraguay et à Corrientes, où il avait été atteint de fièvres intermittentes. Pendant le trajet de ces ports à Montevideo, la quinime suspendit les accès; mais à son arrivée à Montevideo, il fut attaqué de nouveau de la fièvre et fut envoyé à l'hôpital, où je commençai le 7 à lui donner l'*Eucalyptus;* au bout de trois jours, la fièvre cessa; il resta encore quatre jours à l'hôpital en surveillance, et sortit complètement guéri.

*Huitième observation.* — Celestino Gonzalez, Espagnol, âgé de vingt-deux ans. Il y avait huit ans qu'il avait quitté son pays, dans un état de parfaite santé. Trois mois après qu'il fut arrivé au Paraguay, il contracta les fièvres intermittentes; le frisson commençait à neuf heures, durait vingt minutes, et la chaleur finissait à onze heures et demie. Il prit quelques purgatifs sans le conseil des médecins, et comme la fièvre continuait, se trouvant à Montevideo, il entra à l'hôpital le 14 juillet de l'année 1868. Quand il vint dans ma salle, il y avait vingt-cinq jours qu'il était atteint de la fièvre. J'avais à cette époque fait faire l'analyse des feuilles de l'*Eucalyptus* par le chimiste allemand qui a découvert l'Eucalyptine; je l'administrai à ce malade en pilules de quatre grains; ce fut le premier qui prit l'Eucalyptine; il continua les 16, 17, 18 et 19; voyant que l'état du malade ne s'améliorait pas avec ce nouveau mode d'administration, je revins à l'infusion, et le 21 la fièvre céda; l'amélioration continua, et le 27 il sortit guéri de l'hôpital.

*Neuvième observation.* — Frédéric Ekeimer, Russe. Il prit la fièvre intermittente au Paraguay, où il était resté quatre ans. On la lui coupa sept fois avec du sulfate de quinine; mais elle revenait tous les quinze jours. Il vint à Montevideo, poursuivi par la fièvre; mais n'ayant pas pu la couper, il se résolut à entrer à l'hôpital de la Charité, le 11 août; ce jour même, je lui administrai l'Eucalyptine, qu'il continua à prendre pendant dix jours, bien que la fièvre eût été coupée à la seconde prise ; le 20, on suspendit l'infusion, et le malade sortit le lendemain complètement guéri.

*Dixième observation.* — Antonio Pertuse, âgé de vingt-cinq ans, cultivateur. Il y avait quatre mois qu'il était arrivé d'Italie quand la fièvre le prit; il resta dans cet état pendant douze jours. Avant d'entrer à l'hôpital, la fièvre lui venait toutes les nuits; le froid durait jusqu'à onze heures, et la chaleur durait jusqu'au matin. Il entra à l'hôpital de la Charité le 21 ; le 22, il prit quatre grains d'Eucalyptine, et dès le deuxième jour, le froid fut suspendu; il ne restait plus que la chaleur qui dura trois heures; il ne sentit pas de fièvre le 23; cependant on continua la médication jusqu'au 27; on la suspendit pendant quatre jours, après lesquels il sortit de l'hôpital.

*Onzième observation.* — Augustin Canete, officier paraguayo, âgé de vingt-trois ans. Il eut la fièvre intermittente le 3 août, à Humaità, et quand il vint à Montevideo, le 15 août, il entra à l'hôpital. Le docteur Fleury, médecin de la Charité, commença à lui donner ses soins; il lui administra l'infusion d'*Eucalyptus;* le froid et la chaleur lui venaient tous les jours d'une heure du soir jusqu'à minuit. Dès qu'il prit la première dose d'infusion, il avoua qu'il avait senti une grande amélioration; enfin, au bout de quatre jours, il fut complètement débarrassé de la fièvre.

*Douzième observation.* — Pierre Bertone, Italien, âgé de dix-sept ans. Il y avait environ neuf mois qu'il était arrivé à Montevideo; il alla travailler comme maçon à Paudo; depuis plus d'un mois il était attaqué de la fièvre intermittente; pendant tout ce temps, il n'avait fait aucun remède, quand il se décida à entrer à l'hôpital le 11; il prit le même jour deux grains d'Eucalyptine en pilules; il continua les deux jours suivants, prenant quatre pilules par jour; le 13, il devait avoir la fièvre: il n'a eu qu'une légère chaleur; il se mit à prendre les pilules, et le 15, où il devait avoir la fièvre, il n'a presque rien ressenti. On suspendit la médication le 19, le malade se trouvant tout à fait rétabli.

*Treizième observation.* — Manuel Castilla, Espagnol. Il y a trois mois qu'il est arrivé d'Espagne, où il n'a jamais eu de fièvre intermittente. A son arrivée, il s'est mis à travailler avec des maçons. Avant d'entrer à l'hôpital, il y avait dix-huit jours qu'il était atteint de fièvres intermittentes : la fièvre commençait à dix heures du matin et continuait jusqu'au soir. Le 19, avant le retour de la fièvre, il prit quatre pilules d'Eucalyptine, deux le matin et deux le soir, et continua ; il vit tous les jours la fièvre diminuer ; enfin, après le septième jour, la fièvre disparut complètement : il sortit alors de l'hôpital.

*Quatorzième observation.* — Thomas Pascal, Français, âgé de dix-huit ans. Il y a un mois qu'il est à Montevideo, venant de l'île Maurice, qui est une possession anglaise ; il y avait contracté la fièvre, il y a plus de trois mois ; pendant tout ce temps, elle le prenait tous les jours et durait quatre heures. Il vit la fièvre diminuer de deux heures dès qu'il s'éloigna de cette localité ; néanmoins elle le reprenait tous les jours. Il dit avoir pris un grand nombre de médecines, et la quinine, qui était un de ses médicaments, ne lui avait apporté aucun soulagement. Il entra dans ma salle ; je lui fis administrer quatre grains d'Eucalyptine, et à la première dose je vis diminuer sensiblement la fièvre. Après cinq jours de traitement, il fut complètement débarrassé de la fièvre et sortit de l'hôpital complètement guéri.

*Quinzième observation.* — François Gomez, Portugais. Il y avait deux mois qu'il était à Montevideo ; il fut embarqué sur le vapeur *Yi* ; il a fait plusieurs voyages au Paraguay, pendant lesquels il a joui d'une parfaite santé. Dans son dernier voyage, après son arrivée à Montevideo, il fut atteint de la fièvre intermittente quotidienne, qui commençait à quatre heures et durait jusqu'à onze heures de la nuit. Avant son arrivée à l'hôpital, qui eut lieu le 13 octobre, il n'avait pris aucun remède ; le 14, je lui donnai quatre grains d'Eucalyptine ; je suivis la même médication pendant cinq jours, et la fièvre disparut complètement ; il sortit de l'hôpital le 7, dans un état parfait de santé.

*Seizième observation.* — Une jeune fille de dix-huit ans, de Pernambuco, y fut atteinte pour la première fois de fièvre intermittente, le 8 février de l'année 1868 ; le frisson commençait alors à huit heures du matin et finissait à midi ; venait ensuite la chaleur, qui durait jusqu'à la nuit ; elle restait deux heures sans fièvre ; mais le frisson revenait à neuf heures et durait jusqu'à minuit, puis succédait la chaleur, qui se prolongeait jusqu'au matin. Pendant les huit jours que durèrent ces accès, ils furent combattus par le sulfate de quinine à haute dose.

La fièvre coupée, elle fut atteinte d'une dyssenterie qui dura près de trois mois, à laquelle succéda la fièvre typhoïde qui dura plus de vingt jours. Après une courte convalescence, elle revint à la santé. Peu de temps après, elle quitte Pernambuco et vient à Montevideo, où elle arrive le 1er juin. Elle était dans un état de parfaite santé, quand le 15 août elle fut de nouveau attaquée d'une fièvre intermittente qui ne dura que cinq jours; la fièvre reparut de nouveau à la fin du mois; le froid commençait à dix heures du matin et durait jusqu'à deux heures; alors commençait la chaleur, qui durait jusqu'à la nuit. Malgré de fortes doses de sulfate de quinine, la fièvre continua de la même manière jusqu'au commencement d'octobre, époque où je fus appelé pour lui donner mes soins.

Le 2 octobre je commençai à lui administrer l'infusion de l'*Eucalyptus globulus,* matin et soir. Trois jours après avoir pris ce médicament, la fièvre changea; le frisson, au lieu de commencer à huit heures du matin pour durer jusqu'à deux heures, commença à onze heures et demie, dura jusqu'à deux heures, et la chaleur finit à quatre heures. Je continuai pendant six jours la même médication; mais voyant que le temps de la fièvre ne changeait pas, j'administrai l'Eucalyptine, deux grains en pilules, matin et soir, pendant quatre jours, et la fièvre diminua. Le 12, elle prit la même quantité d'Eucalyptine, et elle n'eut pas de fièvre; le 13, elle prit les quatre pilules. Le frisson, deux jours auparavant, durait une heure, et la chaleur deux heures; cet accident fut remplacé ce jour-là par un peu chaleur, pendant une demi-heure. A dater du 14, la fièvre disparut pour ne plus reparaître. La malade continua les pilules jusqu'au 20; à dater de ce jour, l'alimentation devint plus abondante; l'estomac, qui avait été détérioré par la quinine, fonctionna plus facilement; les forces reprirent, et l'état d'anémie disparut.

J'ai pris soin de recueillir ici seulement quelques observations très-caractéristiques. Je les soumets à l'appréciation et au jugement des médecins, et j'espère éveiller ainsi leur attention et provoquer leur concours, en jetant quelques lumières de plus sur le mode d'action de ce médicament.

Le temps m'a manqué pour noter dans cet opuscule les nombreuses observations que j'ai faites encore jusqu'au mois de septembre 1870, époque de mon départ pour l'Europe.

## IV

### Notes additionnelles.

Mes observations personnelles se trouvent complétées d'une manière très-intéressante par une suite d'études qu'il me semble utile de signaler ici.

Ces notes addititionnelles se rapportent à des faits qui se sont produits en Amérique, en Espagne, en Algérie, en Corse, à Paris même.

Voici les plus intéressantes des communications qui m'ont été faites dans l'Uruguay:

LETTRE DU DOCTEUR ROBERT,

Médecin à Nogaya.

*Monsieur le docteur* BRUNEL, *à Montevideo.*

« Très-distingué confrère, quoique je n'aie pas l'honneur de vous connaître personnellement, je me permets de vous adresser ces lignes, encouragé par la question que vous reconnaissez mon unique but, de servir, tant que mes débiles forces le permettront, l'humanité.

« Il y a quelque temps que j'ai eu l'avantage de voir par un communiqué dans un journal français, le *Courrier de la Plata,* que vous aviez découvert un nouveau remède, un agent plus sûr que le quina, qui fut indiqué par le nom d'*Eucalyptus.*

« Je vous prie, s'il est possible, de me donner quelques renseignement là-dessus, et me procurer une petite dose. Je vous en serai très-obligé et ferai tout pour vous prouver dignement ma gratitude. Espérant que ces lignes vous rencontreront dans le meilleur bien-être, je signe avec confiance et salutations sincères.

« Votre tout dévoué compatriote et confrère.

Frédéric ROBERT,

« Médecin-chirurgien.

« Nogoya. province de l'Entre-Rio, juillet 1869. »

## LETTRE DE M. LE DOCTEUR WILLIAM ENGELKE,

Médecin-chirurgien de la colonie Dona Francisca, province de Sainte-Catherine.

*A Monsieur le docteur* BRUNEL, *à Montevideo.*

« MONSIEUR LE DOCTEUR,

« C'est avec l'intérêt le plus grand que j'ai lu votre dissertation dans le *Siglo,* nº 1,232 (5 novembre 1868), et vu que M. Camille Weber a fait l'analyse chimique de l'*Eucalyptus globulus;* j'y ai remarqué aussi les Rapports sur votre application de ce remède aux fièvres intermittentes. J'ai un double intérêt à me trouver en état, aussitôt que possible, d'employer ce remède, et comme médecin, et parce que cette maladie a gagné ici depuis quelques années en étendue et intensité. Aux mois de décembre, janvier et février, se présentent souvent des accidents très-graves: la quinine n'a d'effet en général qu'à des doses considérables, et n'est souvent pas sûre. C'est pour ces motifs urgents, Monsieur et cher collègue, que je vous prie de me faire envoyer sans délai des feuilles de l'*Eucalyptus globulus,* ou, s'il est possible, l'alcaloïde eucalyptin, pour l'employer comme subcutané, sans le moindre délai. C'est ainsi que je l'emploierai principalement. Vous m'obligerez, Monsieur, en ajoutant ce que j'ai à rembourser, soit à Sainte-Catherine, soit ailleurs, et l'adresse pour avoir le remède à l'avenir. Mon adresse: M. le docteur Wigand Engelke, Joinville, colonie Dona Francisca, île Sainte-Catherine.

« Mon obligation profonde s'augmentera encore par l'aide efficace apportée à mes malades.

« Agréez, Monsieur, les assurances de ma considération distinguée.

Votre dévoué, Dr WIGAND ENGELKE,

« Médecin-chirurgien.

« Joinville, le 18 octobre 1869. »

Je satisfis à cette demande, quelques jours après l'avoir reçue, par l'entremise du chimiste Weber, qui avait fait à ma prière l'analyse de l'*Eucalyptus*.

Voici encore une lettre que m'a adressée le docteur Ruisinol, médecin de l'hôpital de la Charité de Montevideo, sur le résultat qu'il a obtenu par l'application de l'*Eucalyptus globulus :*

« Montevideo, le 20 janvier 1869, hôpital de la Charité, salle de Saint-Vincent-de-Paul.

*A Monsieur le docteur* BRUNEL.

« MON CHER ET HONORÉ CONFRÈRE,

« Puisque vous désirez savoir le résultat de l'*Eucalyptus globulus*, comme antifébrifuge, dans les fièvres intermittentes, et mon opinion à cet égard, je vais vous parler avec ma franchise accoutumée, et chercher en même temps à vous satisfaire. Il est certain que j'ai eu une seule occasion d'assister un malade qui est au nº 7; mais il est certain aussi que la guérison fut radicale.

« Geronimo Fernandez, Oriental, cordonnier, depuis plus de huit mois était atteint de fièvres intermittentes, sans que l'usage de la quinine eût pu couper les accès ; c'est à peine si le malade avait pu obtenir quelque soulagement; celui-ci était si court, qu'en peu de temps la fièvre revenait avec plus d'intensité; c'est dans cet état qu'il se présenta à l'hôpital le 1er janvier de l'année 1869.

« Je lui administrai l'Eucalyptine en pilules, trois le matin et trois le soir, d'un grain chaque pilule. Le troisième jour, il eut un accès presque imperceptible; le cinquième, il eut un léger frisson, mais sans chaleur; le septième jour, il ne sentit plus rien, et dans cet état il a continué, reprenant ses forces jusqu'à une guérison totale qui arriva après dix-huit jours.

« C'est ce que je vous fais connaître, comme je vous l'avais promis.

« JUAN RUISINOL. »

Dès 1865, le docteur Tristany avait signalé les propriétés fébrifuges des infusions d'*Eucalyptus* et en avait préconisé l'emploi, annonçant qu'à Valence des plantations nombreuses ont été faites dans les jardins et sur les promenades. En Catalogne, l'*Eucalyptus* est appelé l'*arbre à la fièvre*. On en avait déjà planté à Cadix, à Séville, à Cordoue, et l'on assurait que dans cette ville pas un cas n'avait été rebelle à ce traitement (1).

Ce témoignage est confirmé par M. Carvallo (1866), par M. Malingre (1867), par M. Ahumada, directeur du haras d'Aranjuez (1867).

M. Malingre écrivait de Séville à la Société d'acclimatation :

« C'est surtout dans les cas rebelles à la quinine que les feuilles d'*Eucalyptus globulus* produisent des effets merveilleux et vraiment incroyables. J'ai vu des personnes atteintes de fièvres intermittentes depuis plusieurs années, et dont la vie paraissait comme menacée; grâce à ce traitement, elles ont repris toutes les apparences de la santé, de la force et de la vigueur. »

M. Ahumada écrivait d'Aranjuez :

« Si vous pouviez voir la grande affluence des gens qui viennent chez moi chercher ce remède, et le désespoir de ceux auxquels je ne puis donner de feuilles, parce que mes arbres sont déjà complètement dépouillés, vos doutes se dissiperaient bien vite. »

Pendant l'été et l'automne de 1868, M. le docteur Regulus Carlotti, d'Ajaccio, a fait en Corse des expériences qui lui ont démontré l'efficacité de l'*Eucalyptus* dans les cas rebelles au sulfate de quinine ; il lui accorde donc la supériorité sur ce médicament (2). Son opinion est partagée par son ami, M. le docteur Tedeschi, de Corte, qui lui écrit :

(1) *El Compilador medico*, janvier 1865; — *Revue horticole*, janvier 1868.

(2) Mémoire lu à la Société d'agriculture d'Alger, 1869.

« Vous savez que je ne suis point enthousiaste... J'ai voulu faire de nombreux essais avant de me prononcer. Les résultats ont été des plus manifestes. Remarquez que je n'ai administré le nouveau remède que contre des cas presque toujours rebelles, et alors que le sulfate de quinine n'avait pas réussi à faire disparaître les accès. »

En Algérie, les essais tentés ont été de même couronnés de succès. M. Trottier disait, en 1869, au docteur Marès, d'Alger : « Mes plantations d'*Eucalyptus globulus* avaient, en juillet et août 1869, de 2m 50 à 4 mètres d'élévation. Cette année-là, il n'y eut pas un cas de fièvre dans la ferme; le fermier et sa femme, qui autrefois avaient de la fièvre à la fin de l'été, ont eu immunité complète en 1868 et 1869 (1). » Dans la province d'Oran, à Relizane, à Sidi-Ferruch, chez les trappistes de Staouëli, mêmes tentatives, mêmes succès.

Enfin, à Paris, M. le docteur Gübler, après avoir regretté d'avoir rencontré trop peu d'occasions d'expérimenter par lui-même, cite ce fait remarquable, qui lui est signalé par M. Langlet, son interne à l'hôpital Beaujon : « Le sujet est un jeune homme sous le coup d'accès intermittents parfaitement caractérisés depuis dix jours, et en pleine fièvre au moment de son admission à l'hôpital..... Je prescris la poudre d'*Eucalyptus*, dont le malade prend 8 grammes dans l'intervalle de cet accès violent et de celui qui l'a suivi. Ce dernier a reculé de deux heures et a été exempt du stade de frisson, très-atténué dans son intensité et très-réduit dans sa durée. Aucun autre accès n'a reparu depuis, l'*Eucalyptus* ayant été continué pendant plusieurs jours pour assurer la guérison (2). »

(1) Note sur l'*Eucalyptus*, par M. P. Marès. Alger, 1870.

(2) Sur l'*Eucalyptus globulus* et son emploi thérapeutique, par M. le professeur Gubler; *Bulletin général de thérapeutique*, 30 août et 15 septembre 1871.

Ce n'est pas sans une bien vive satisfaction que j'ai trouvé de tant de côtés différents, et par des maîtres si autorisés, à Valence, à Séville, à Ajaccio, à Corte, à Oran, à Alger, à Cannes, à Paris, la confirmation des résultats que m'avaient présentés mes expérimentations de trois années successives.

Je viens de lire dans le *Siècle de Montevideo* du 16 août 1871 une note dont voici la traduction :

« Il y a quelque temps que le docteur Adolphe Brunel a publié dans notre journal une étude curieuse sur les propriétés de l'*Eucalyptus globulus* dans le traitement des fièvres; il citait plusieurs cas pratiques qu'il avait observés à l'hôpital de la Charité. »

Depuis, en Allemagne, on a fait plusieurs expériences avec la teinture des feuilles de cet arbre, et elles ont obtenu de bons résultats.

Le docteur Lormier l'a donnée à cinquante-trois malades atteints de fièvre intermittente, parmi lesquels quarante-trois ont guéri complètement. Sur onze de ces malades sur lesquels la quinine n'avait donné aucun résultat, neuf furent radicalement guéris par la teinture de l'*Eucalyptus*.

Enfin, on m'écrit qu'à Leipsig, dans plusieurs villes d'Autriche, sur les bords malsains de l'embouchure du Danube, dans la Roumanie, les mêmes tentatives ont été couronnées du même succès.

Il semble donc qu'il y ait un succès déclaré sur toute la ligne, et que la thérapeutique peut enregistrer un nouveau fébrifuge très-puissant et très-facile à multiplier, par conséquent accessible aux classes les plus pauvres.

Il m'est impossible de terminer cette étude sans rappeler, ne fût-ce que pour mémoire, les divers emplois auxquels l'*Eucalyptus* semble pouvoir se prêter, et quels bienfaits on peut attendre de ce merveilleux végétal.

Au point de vue de l'hygiène et de la thérapeutique :

1° Les émanations aromatiques de l'*Eucalyptus globulus* neutralisent les effluves des marais.

2° Les dépouilles de leur feuillage et de leur écorce assainissent les eaux où baignent leurs pieds, et les voyageurs peuvent boire cette eau impunément.

3° Cet arbre serait appelé à supprimer les marécages par une énergique absorption de l'eau (1).

4° Comme désinfectant, l'*Eucalyptus* peut être appliqué au pansement des grandes plaies récentes.

5° Comme stimulant local, on peut, à l'exemple de M. le docteur Marès, appliquer de jeunes feuilles fraîches et souples sur de petites plaies.

6° M. le professeur Gübler le recommande également comme devant apporter un précieux secours au travail de la digestion, comme propre à débarrasser l'estomac et le tube digestif de tout parasite, et en particulier des ascarides lombricoïdes.

7° Il le juge utile pour combattre l'algidité, particulièrement dans le choléra, où il aurait de plus le double avantage de diminuer le vomissement et de neutraliser l'action des infusoires si nombreux, dont différents observateurs ont constaté la présence dans les déjections des cholériques.

8° Il lui reconnaît une importance capitale pour toutes les affections des muqueuses, et particulièrement des voies respiratoires ; il le recommande vivement comme agent de la médication anti-catarrhale (2).

9° M. le docteur Miergues, de Boufarike, en conseille l'emploi en cigarettes qui brûlent très-bien, dit-il, et qui ont été très-utiles dans les bronchorrées.

(1) M. le professeur GUBLER, *Bulletin général de thérapeutique*, 15 septembre 1871, loc. cit., p. 157.

(2) Professeur GUBLER, loc. cit., p. 195.

Je crois qu'au point de vue hygiénique cette dernière application pourrait être généralisée, et que ce serait rendre un service inappréciable que de substituer à l'empoisonnement par le tabac la fumée saine et bienfaisante de la feuille d'*Eucalyptus*.

En résumé, sans entrer même dans l'examen des emplois industriels de l'*Eucalyptus*, je me fais un devoir de le signaler à l'attention très-sérieuse des hommes politiques, des économistes, des constructeurs et des commerçants. M. Trottier, qui est pour l'Algérie ce que M. Malingre a été pour l'Espagne, un propagateur ardent et éclairé de l'arbre de M. P. Ramel, M. Trottier a donné pour épigraphe à un mémoire très-intéressant cette phrase, qui résume toute sa pensée : *Le bois de l'Eucalyptus sera le plus grand produit de l'Algérie* (1).

Dans le cercle déjà très-vaste des applications thérapeutiques, je m'estimerais heureux d'avoir contribué par mes études à compléter la connaissance des propriétés de l'*Eucalyptus*. M. le docteur Marès l'a désigné comme désinfectant et stimulaut local. M. le professeur Gübler l'a vivement recommandé comme synergique du goudron, du copahu et du cubèbe. Avec les docteurs Tristany, Malingre, Carlotti, Tedeschi, Marès, etc., je crois pouvoir le préconiser comme remplaçant avec avantage le sulfate de quinine.

(1) *Bulletin de la Société d'agriculture d'Alger*, nº 39, janvier-mars 1868.

# TABLE DES MATIÈRES.



Orléans, imp. G. JACOB, cloître Saint-Étienne, 4.

www.ingramcontent.com/pod-product-compliance
Ingram Content Group UK Ltd.
Pitfield, Milton Keynes, MK11 3LW, UK
UKHW022141260726
13993UKWH00005B/2086

9 782329 152035